AF582070

FACULTÉ DE MÉDECINE DE PARIS. N° 192.

THÈSE

POUR

LE DOCTORAT EN MÉDECINE,

Présentée et soutenue le 28 août 1850,

Par J.-B. CHAUSSAT,

né à Aubusson (Creuse).

RECHERCHES MICROSCOPIQUES

APPLIQUÉES A LA PATHOLOGIE.

DES HÉMATOZOAIRES.

Le Candidat répondra aux questions qui lui seront faites sur les diverses parties de l'enseignement médical.

PARIS.

RIGNOUX, IMPRIMEUR DE LA FACULTÉ DE MÉDECINE,

rue Monsieur-le-Prince, 29 *bis.*

1850

A LA MÉMOIRE

DE MA GRAND'MÈRE

A MON PÈRE

ET

A MA MÈRE.

Comme un faible témoignage de la plus tendre et de la plus profonde affection.

FACULTÉ DE MÉDECINE DE PARIS.

Professeurs.

M. BERARD, DOYEN.	MM.
Anatomie	DENONVILLIERS.
Physiologie	BÉRARD.
Chimie médicale	ORFILA.
Physique médicale	GAVARRET.
Histoire naturelle médicale	RICHARD.
Pharmacie et chimie organique	DUMAS.
Hygiène	ROYER-COLLARD.
Pathologie chirurgicale	GERDY. CLOQUET.
Pathologie médicale	DUMÉRIL, Président. PIORRY.
Anatomie pathologique	CRUVEILHIER.
Pathologie et thérapeutique générales	ANDRAL.
Opérations et appareils	MALGAIGNE.
Thérapeutique et matière médicale	TROUSSEAU.
Médecine légale	ADELON.
Accouchements, maladies des femmes en couches et des enfants nouveau-nés	MOREAU.
Clinique médicale	FOUQUIER. CHOMEL. BOUILLAUD. ROSTAN.
Clinique chirurgicale	ROUX. VELPEAU. LAUGIER, Examinateur. ....
Clinique d'accouchements	DUBOIS.

Agrégés en exercice.

MM. BEAU.
BÉCLARD.
BECQUEREL.
BURGUIÈRES.
CAZEAUX.
DEPAUL, Examinateur.
DUMÉRIL fils.
FAVRE.
FLEURY.
GIRALDÈS.
GOSSELIN.
GRISOLLE.

MM. GUENEAU DE MUSSY.
HARDY.
JARJAVAY.
REGNAULD.
RICHET.
ROBIN, Examinateur.
ROGER.
SAPPEY.
TARDIEU.
VIGLA.
VOILLEMIER.
WURTZ.

Par délibération du 9 décembre 1798, l'École a arrêté que les opinions émises dans les dissertations qui lui seront présentées doivent être considérées comme propres à leurs auteurs, et qu'elle n'entend leur donner aucune approbation ni improbation.

A LA MÉMOIRE

DE MA GRAND'MÈRE

A MON PÈRE

ET

A MA MÈRE.

Comme un faible témoignage de la plus tendre et de la plus profonde affection.

A M. P. RAYER,

Vice-Président de l'Académie des Sciences (de l'Institut),
Membre de l'Académie nationale de Médecine,
Président perpétuel de la Société de Biologie,
Médecin de l'hôpital de la Charité,
Officier de la Légion d'Honneur.

Comme un témoignage de profond respect, d'affection, et de reconnaissance
pour les bontés dont il m'a comblé.

A M. AMUSSAT,

Membre titulaire de l'Académie nationale de Médecine,
Chevalier de la Légion d'Honneur, etc.

Comme un faible témoignage de ma profonde reconnaissance.

AVANT-PROPOS.

J'avais espéré que, sous le titre de *Recherches microscopiques appliquées à la pathologie*, je pourrais réunir un certain nombre d'observations nouvelles sur les altérations que le sang éprouve dans les maladies.

J'avais pensé que le microscope pourrait être utilement appliqué à la recherche des altérations des globules sanguins.

J'avais projeté d'étudier l'influence que la bile, le pus, des substances médicamenteuses ou toxiques, mélangés avec le sang, peuvent exercer sur la constitution de ces globules.

D'un autre côté, il me paraissait probable que j'arriverais à quelque résultat non dépourvu d'intérêt, en cherchant à apprécier la proportion relative des globules rouges et des globules blancs du sang dans plusieurs maladies, particulièrement dans la pléthore, dans les inflammations, et, par opposition, dans les hydropisies, les anémies et les cachexies.

Je m'étais aussi proposé de faire, avec un soin particulier, l'examen de la question déjà fort ancienne de l'existence des vers dans le sang; question d'abord si vivement controversée entre les pathologistes, puis presque entièrement abandonnée.

Je n'ai pas tardé à m'apercevoir que ces études microscopiques sur le sang formaient un champ trop vaste d'observation pour que je pusse l'explorer avec fruit,

D'après ces motifs, j'ai cru devoir borner mes recherches à un seul des points que je m'étais d'abord proposé de traiter : j'ai été conduit surtout à prendre cette détermination par l'espérance que mon travail serait moins imparfait et plus digne d'être soumis à l'appréciation bienveillante de mes maîtres et de mes juges.

RECHERCHES MICROSCOPIQUES

APPLIQUÉES

A LA PATHOLOGIE.

DES HÉMATOZOAIRES.

§ I. L'attention des physiologistes et des médecins s'étant fixée, dans ces derniers temps, sur l'étude du sang, et en particulier sur l'étude microscopique de ce liquide, il est arrivé que l'existence des vers dans le sang (admise par hypothèse ou par suite de grossiers rapprochements dans le sang de l'homme par d'anciens pathologistes) s'est trouvée constatée de la manière la plus positive dans le sang d'un certain nombre d'animaux de toutes les classes.

§ II. On désigne sous le nom d'*hématozoaires* (de αἷμα, sang, et de ζῶον, animal) les animaux qu'on observe dans le sang, ou libres dans la cavité du cœur et des vaisseaux des animaux vivants.

L'état de vie des animaux dans lesquels on a rencontré les hématozoaires est une circonstance capitale qui distingue ces parasites des *infusoires* qu'on voit se développer après la mort ou pendant la putréfaction du sang.

§ III. Si plusieurs espèces d'hématozoaires, à cause de leur petitesse, doivent être rangés dans les infusoires, d'autres, tels que le *strongylus armatus minor,* observé dans l'anévrysme vermineux des solipèdes, et le *strongylus inflexus,* qui habite les sinus veineux de la base du crâne du *delphinus phocœna,* appartiennent évidemment par leur dimension et par leur organisation au groupe des helminthes.

§ IV. Le nombre des hématozoaires qui ont été observés jusqu'à ce jour dans le sang des animaux ne peut être fixé rigoureusement, quelques naturalistes ayant considéré comme deux espèces distinctes ce que d'autres ont regardé comme deux apparences d'un même animal, et le même hématozoaire étudié par des observateurs différents ayant été décrit sous des dénominations différentes. Au reste, voici la liste des principales espèces connues ou indiquées par divers auteurs :

1° Une espèce de polystome (*hexathyridium venarum*), observée dans une petite plaie chez l'homme (Treutler).

2° Des infusoires indéterminés, dans le sang de l'homme atteint de syphilis (Gros) ou de vertige (Klencke).

3° Une espèce de strongle (*strongylus armatus minor*), dans certains anévrysmes des solipèdes (Rayer).

4° Une autre espèce de strongle (*strongylus inflexus*), observée dans les veines de la base du crâne du *delphinus phocœna* (Raspail).

5° Une espèce de filaire (*filaria attenuata*), observée dans le sang du chien (Delafond et Gruby).

6° Une espèce d'*anguillule,* ou plutôt d'hématozoaire filiforme, observée dans le sang du rat noir, *mus rattus* (Chaussat).

7° Une espèce d'anguillule (*anguillula intestinalis*), observée dans la grenouille (Valentin).

8° Une espèce d'amibe (*amœba rotatoria*), observée dans le sang de la grenouille (Mayer).

9° Une espèce de paramécie (*paramœcium costatum*), observée dans le sang de la grenouille (Mayer).

10° Une espèce d'amibe, observée dans le sang de quelques poissons.

11° Une espèce de *tripanosome*, observée dans le sang de la grenouille, et qui paraît correspondre aux espèces décrites par Mayer (Gruby et Delafond).

12° Une espèce de distome microscopique (*distoma duplicatum*), observée dans le cœur de quelques mollusques (Baer).

§ V. Un simple coup d'œil jeté sur cette liste et sur cette nomenclature montre qu'il existe des différences très-considérables sous le rapport de la dimension, de la forme et de l'organisation, entre les divers animaux compris sous le nom d'*hématozoaires*.

Parmi les hématozoaires, les uns doivent être rattachés aux *helminthes*, les autres aux *infusoires*.

Ces deux groupes admis provisoirement en histoire naturelle, ne reposant que sur l'*habitat*, seront inévitablement abandonnés ou réformés plus tard, lorsque l'organisation des animaux qu'ils comprennent, mieux connue, permettra de les classer d'une manière naturelle.

Zoologiquement les hématozoaires forment également un groupe artificiel; mais au point de vue de la physiologie et des questions pathologiques que leur développement soulève, on peut les embrasser dans une étude générale.

§ VI. On sait que Fromman a rencontré des distomes dans le foie de fœtus de brebis; que des tænia ont été trouvés par Blumenbach dans un chat nouveau-né, et par Brendel dans un fœtus humain, et que des faits analogues ont été recueillis par d'autres observateurs. Pour expliquer ces faits curieux, quelques auteurs ont supposé, tout à fait gratuitement, que la mère était atteinte de ces vers, et que leurs œufs, absorbés par les vaisseaux lymphatiques et portés dans le torrent de la circulation de la mère, avaient pu passer de l'utérus, à travers le placenta, au fœtus (1). Mais personne n'a constaté la pré-

---

(1) Brera (Val. Louis), *Traité des maladies vermineuses*, 2e édit., in-8°, p. 126; Paris, 1807.

sence d'œufs d'helminthes dans le sang de la femme, pendant la gestation, ni à aucune autre époque. J'ajoute qu'après avoir constaté l'existence d'un grand nombre d'helminthes dans les organes de la digestion ou de la respiration de plusieurs animaux appartenant à différentes classes, j'ai recherché avec le plus grand soin des ovules dans le sang, sans y en rencontrer; et quant aux hématozoaires pourvus d'organes de la génération (*strongylus armatus minor, strongylus inflexus*), je n'ai point trouvé leurs œufs dans le sang.

§ VII. J'ai déjà dit que les hématozoaires, véritables *parasites*, doivent être distingués, au point de vue physiologique, des infusoires qui se développent dans le sang en putréfaction. Plusieurs espèces d'hématozoaires, l'*amibe* de la grenouille, la *paramécie* (du même animal), ont été rattachées à des groupes d'infusoires, dont plusieurs espèces se développent dans des infusions de substancs végétales et animales.

§ VIII. Personne, que je sache, n'a décrit spécialement les infusoires qui se développent dans le sang après la mort, ou pendant la putréfaction de ce liquide, chez l'homme ou chez les animaux. M. Dujardin rapporte seulement avoir trouvé un infusoire du genre *opaline* dans un liquide mêlé de sang contenu dans la cavité pectorale d'une grenouille morte depuis vingt-quatre heures.

§ IX. Après avoir mis dans un tube une certaine quantité de sang de grenouille contenant des hématozoaires, je l'ai exposé à l'air pendant les chaleurs de l'été; j'ai constaté que les hématozoaires avaient cessé généralement de vivre au bout de quarante-huit heures. Mais au bout de vingt-quatre heures, il s'y était développé des vibrions.

L'individualité et la nature spéciale des hématozoaires se trouvent ainsi démontrées par cette double circonstance.

§ X. Suivant M. Gros, bon nombre d'helminthes pourraient vivre à l'état d'hématozoaires, lorsque leurs œufs se développent dans des tissus riches en vaisseaux; la filaire, qui atteint une longueur de quelques pouces, pourrait voyager du poumon par la voie du sang, ou par la voie plus résistante des tissus, pour aller se développer dans d'autres organes, dans le foie, l'abdomen, les muscles, etc. Cette assertion de M. Gros ne repose sur aucune observation positive.

§ XI. Quant à l'origine et au développement des hématozoaires, on ne possède, sur ce sujet, qu'un petit nombre d'observations. Le *strongylus armatus minor*, observé dans les artères mésentériques des solipèdes, et le *strongylus inflexus minor*, rencontré dans les veines des marsouins, ont les sexes séparés et se reproduisent comme les autres helminthes du même groupe. Les observations de M. Erdl, rapportées plus loin, sont les seules que l'on possède sur le développement des hématozoaires microscopiques.

§ XII. L'anévrysme vermineux des solipèdes est la seule altération qu'on ait vue coïncider avec la présence d'animaux dans la cavité des vaisseaux. Aucune observation ne prouve que les hématozoaires microscopiques qu'on voit circuler avec le sang dans plusieurs animaux aient été pour eux une source d'accidents plus ou moins graves. Chez l'homme, M. Klencke a attribué certains vertiges à la présence d'hématozoaires.

HÉMATOZOAIRES DANS LE SANG DE L'HOMME.

§ XIII. J'ai examiné au microscope, et à de forts grossissements, le sang de l'homme à différents âges et dans un grand nombre de maladies aigues ou chroniques, dans les fièvres continues, dans les fièvres intermittentes, dans les fièvres éruptives, dans les inflammations, dans les hydropisies, dans le cancer, dans les affections tuberculeuses, etc., et je n'ai pu y découvrir d'hématozoaires. Un observateur habile et familier avec les observations microscopiques, M. Gros (1), dit cependant qu'on en a rencontré dans le sang, chez l'homme atteint de syphilis. Il est à regretter que M. Gros n'ait pas dit clairement s'il les a observés lui-même, ou s'il en a admis l'existence d'après d'autres observateurs.

J'ai examiné le sang d'un grand nombre d'individus affectés de syphilis, à différents degrés et sous diverses formes, et je n'ai obtenu que des résultats négatifs; circonstance qui permet d'affirmer que l'existence d'hématozoaires non-seulement n'est pas une condition essentielle de cette maladie, mais encore est tout à fait exceptionnelle.

D'un autre côté, M. Klencke assure avoir vu des animaux analogues aux infusoires dans le sang de l'homme, et pense qu'il y a des connexions entre leur présence et la manifestation d'accès périodiques de vertige (*Neue physiologische Abhandlungen*, p. 163; Leipz., 1843).

§ XIV. Treutler (2) a décrit, sous le nom d'*hexathyridium venarum* (*polystoma venarum*, Zeder; *linguatule des veines*, Lamarck; *exatiridio sanguicola*, Brera), un animal qu'il a cru provenir de la veine tibiale antérieure, ouverte spontanément, chez un jeune homme, pendant qu'il se baignait à la rivière. Voici le fait: Treutler avait à traiter un jeune homme de seize ans, qu'il croyait tourmenté par des oxyures; ce jeune homme étant extrêmement malpropre, Treutler lui conseilla de se baigner souvent dans la rivière. Un jour, le jeune homme entra lentement dans l'eau; à peine y était-il depuis une minute, que la veine saphène du pied droit se rompit subitement et spontanément; il s'ensuivit une hémorrhagie qui s'arrêta, puis se renouvela de moments en moments; des remèdes styptiques et une forte ligature ne purent la faire cesser entièrement. Treutler,

---

(1) Gros, *Obs. et inductions microscopiques sur quelques parasites*, in-8°; 1845.

(2) Treutler (Fr.-Aug.), *Observationes pathologico-anatomicæ auctarium ad helminthologiam humani corporis continentes*, in-4°, fig.; Lipsiæ, 1793.

ayant été appelé, vit sortir de la plaie une substance un peu compacte qu'il prit au commencement pour du sang coagulé; mais un examen plus attentif le convainquit que c'étaient deux animaux vivants, qu'il enleva sans peine, et l'hémorrhagie cessa; cependant la plaie ne se cicatrisa que trois semaines après. Le malade se sentit un peu soulagé, mais il retomba bientôt après dans son ancien état maladif. Les meilleurs vermifuges furent vainement employés; aucun ver ne fut rejeté.

Treutler conclut de là, un peu légèrement, que les accidents que ce jeune homme continuait à éprouver provenaient sans doute des vers qui séjournaient dans les vaisseaux sanguins. Or il suffit d'étudier attentivement la figure et la description données par Treutler, pour se convaincre que le prétendu hématozoaire n'était probablement autre chose qu'une *planaire*, animal qui vit dans l'eau et qui a pu facilement s'attacher à la petite plaie. Bremser suppose que cet animal a pu produire une piqûre suivie d'une hémorrhagie, mais la conformation de la bouche des planaires rend cette dernière explication peu probable.

Rudolphi (1) et Zeder, après avoir discuté cette observation, déclarent aussi qu'à leurs yeux il n'est pas prouvé que les animaux observés par Treutler provinssent réellement de l'intérieur d'un vaisseau sanguin.

Bremser (2) remarque que Brera, en rapportant cette observation de Treutler, en a altéré le texte pour l'adapter à sa théorie relative à l'existence des vers dans le sang. Brera dit, en effet, que le malade de Treutler, ayant pris un bain tiède, s'était ouvert une veine en entrant dans la baignoire!

§ XV. Toutefois l'opinion que le sang de l'homme peut quelque-

(1) Rudolphi, *Entozoorum sive vermium intestinalium hist. natur.*, vol. 2, p. 456; Amstelod., 1809.

(2) Bremser, *Traité zoologique et physiologique sur les vers instestinaux de l'homme*, in-8°, trad. franç. de Grundler, p. 329; Paris, 1824.

fois contenir des vers est fort ancienne; mais lorsqu'on lit attentivement les observations de vers trouvés dans le cœur, dans les veines ou dans le sang de l'homme, on ne tarde pas à reconnaître que souvent on a pris pour des vers des concrétions fibrineuses d'une longueur plus ou moins considérable, et que dans aucun de ces cas l'existence d'un véritable hématozoaire n'a été constatée d'une manière positive.

§ XVI. Je n'analyserai pas toutes ces observations ; je me bornerai à rappeler et à apprécier celles qui ont été le plus souvent citées ou reproduites. Ainsi les observations de Jean-Frédéric Welsch (1) et de Polisius (2), sur des vers vus dans le cœur de l'homme, ne méritent, suivant moi, aucune créance. Ces auteurs ont pris évidemment pour des helminthes des concrétions fibrineuses. Cette remarque s'applique aussi à plusieurs observations rapportées par Senac (3), et dans lesquelles il est dit qu'on a trouvé des vers dans le cœur de l'homme.

Je range aussi au nombre des faits mal observés ceux qui sont cités par d'anciens observateurs (4), pour prouver que le sang de l'homme contient des vers dans les fièvres putrides. Tel est encore le cas rapporté par Bartholin (5), dans lequel il est dit qu'un ver fut

(1) Welsch (Christ.-Ludov.), resp. J. Ant. Helwig : *Disp. de verm. cordis*; Lips., 1694.

(2) Polisius (J.-S.), *Obs. de vermibus in cordis ventriculo repertis* (*Ephem. nat. cur.*, dec. 1, ann. 9, p. 51).

(3) Senac, *Traité de la structure du cœur, de son action et de ses maladies*, t. 2, p. 393; 1783.

(4) Borelli, *Obs. microscop.*— Peter de Castro, *de Febre petech.*, sect. 1, § 15. — Kircher, in *Arte magna luc.*, lib. 10, p. 2, cap. 8, § 5, p. 834, et in *Mund. subt.*, lib. 12, sect. 1, cap. 10, p. 352, et sect. 11, cap. 7, p. 370.

(5) Bartholin, *Ocean. macro-microscosmus*, § 139. — *Observatio de sanguine verminoso* (*Miscell. Acad. nat. curios.*, dec. 1, ann. 1, p. 147, 1670; dec. 1, ann. 2, append., p. 23, 1671).

extrait de la veine ouverte par la saignée, et que le sang sortant de la veine était rempli de vers. A ces observations sans valeur, il faut ajouter celle de H. Fabr. ab Aquapendente, qui dit avoir trouvé un ver dans la veine rénale gauche ; celle d'Adrien Spigel (1) relative à un ver extrait de la veine cave descendante. Il faut aussi regarder comme un fait mal observé le cas rapporté dans les *Éphémérides des curieux de la nature* (2), d'un homme d'une cinquantaine d'années, qui, pris de la fièvre, avait tous les jours un paroxysme caractérisé par du frisson, de la chaleur et du délire, et qui guérit après l'extraction d'un ver contenu dans la veine sublinguale.

Il faut enfin probablement rapporter aux *pseudo-helminthes*, ou au moins aux observations incomplètes, une observation dans laquelle il s'agit d'un ver sorti par l'ouverture d'une saignée, chez une femme grosse, et que l'auteur assure avoir conservé vivant pendant trois jours (4). Ici, comme toujours, on ne trouve qu'une simple assertion, fondée peut-être sur une illusion, au lieu d'une description qui mettrait à même de se convaincre qu'il s'agissait bien réellement d'un animal, et non d'une concrétion fibrineuse.

Pour terminer ce qui a trait aux *hématozoaires* dans le sang de l'homme, je rappellerai une observation souvent citée de Baratte (4) : « Les vers sanguins sont encore, pour bien des gens, un paradoxe. On les observe si rarement, et ces observations sont si peu répandues, que bien des gens s'imaginent être en droit de nier le fait, précisément parce qu'il est extraordinaire ; cependant leur existence ne doit pas être un problème. Je fus appelé, le 8 juin 1752,

(1) *In* Rhodii (Joh.) *Observationum medicinalium*, cent. 3, obs. 64, p. 80.

(2) *Ephem. nat. cur.*, dec. 1, ann. 8, obs. 100, cum. fig. ; 1677.

(3) *Fraenkische Sammlungen*, Bd. 8, p. 322, cum figuris.

(4) Baratte, *Sur des vers sanguins* (*Rec. périodique d'observations de médecine et de chirurgie*, t. 6, p. 300 ; 1753).

pour saigner au bras M. Sauvé de Rivry, directeur des postes d'Aumale. Le sang jaillit d'abord avec l'impétuosité ordinaire : après deux ou trois cuillerées de ce liquide, le jet s'arrêta subitement ; j'aperçus au milieu de la ponction un corps rouge saillant de deux lignes, qui me parut avoir quelque mouvement progressif qui le faisait avancer au dehors. Je le tirai avec les ongles, et le sang reprit son cours. C'était une portion d'un strongle, pointue par une extrémité, grosse comme un tuyau de plume par l'autre, longue d'un pouce environ et fort rouge. Je l'ai fait voir à M. Marteau, médecin de notre ville. M. Vrayet, médecin d'Abbeville, à qui j'ai eu occasion d'en parler, m'a assuré avoir vu un ver de cette espèce, qu'il avait envoyé à M. Audry, médecin de la Faculté de Paris. »

Une description exacte ou une bonne figure de ce fragment de ver aurait été bien préférable à une simple affirmation qui ne laisse que des doutes dans l'esprit.

J'ajouterai enfin que M. Bousquier[1] rapporte que, dans une saignée faite à un malade, le chirurgien remarqua qu'un corps rougeâtre qui se présentait à l'ouverture de la veine était la cause de l'interruption du sang. M. Bousquier, qui était présent, le retira : c'était un ver long de quatre pouces, gros comme le tuyau d'une plume ordinaire, pointu par un bout et un peu plus gros par l'autre. Ce ver fit différents mouvements, par où nous fûmes convaincus, dit ce médecin, de la réalité de son existence. Il ajoute qu'un jeune homme âgé de vingt-deux ans, malade d'une fièvre putride, ayant été saigné une quatrième fois, un ver fut extrait de la veine, et qu'on le reconnut aux divers mouvements qu'on lui vit faire.

Si ces observations sont exactes, on ne peut supposer qu'il s'agit, dans ce cas, d'une concrétion fibrineuse; elle eût été immobile. Dans ces deux cas, l'on a extrait réellement des helminthes du bras,

(1) Bousquier, lettre à l'auteur du journal de Van der Monde, *sur des vers sanguins*, t. 7, p. 65.

ou bien il y a eu mensonge ; l'erreur est impossible. Si l'observation, au lieu d'avoir été faite en France, l'eût été dans certaines régions tropicales, au Sénégal, par exemple, l'extraction d'un ver de dessous la peau (je ne dirai pas de la cavité d'une veine) eût été une chose peu surprenante, et qu'on a plusieurs fois observée. J'ajoute que je ne sache pas qu'on ait jamais trouvé les filaires auxquelles je fais allusion dans le sang de l'homme ; mais on ne les y a peut-être jamais recherchées.

§ XVII. La découverte d'animalcules microscopiques dans les *infusions*, et celle des animalcules spermatiques, ayant vivement frappé l'attention des médecins, quelques pathologistes (1) ne craignirent pas d'avancer que la maladie vénérienne, que la rage, que la peste, etc., étaient dues à des animalcules microscopiques. On cita comme une sorte de prévision le célèbre passage du livre de Job : *Caro mea undique verminosa*, et celui de Thomas Bartholin : *Vermiculi vivos nos torquent et mortuos consumunt*. Mais ces vues théoriques ne devaient pas porter la conviction dans des esprits sérieux. Plusieurs observateurs, entre autres Vassalli et Buniva (2), nièrent l'existence d'animalcules vermineux dans le sang de l'homme et des animaux.

Lancisi, Réaumur, Valisnieri, et plusieurs autres auteurs célèbres, avaient attribué à des animaux la cause des maladies contagieuses. Pour combattre cette opinion, Buniva et Vasalli soumirent compara-

(1) Pour voir jusqu'à quel point d'extravagance peut aller l'esprit hypothétique, on peut consulter un petit livre, devenu assez rare, et intitulé : *Système d'un médecin anglais sur la cause de toutes les espèces de maladies, avec les surprenantes configurations des différentes espèces de petits insectes qu'on voit, par le moyen d'un bon microscope, dans le sang et dans les urines*, etc., par M. A. C. D., in-8° ; Paris, 1726.

(2) Vassalli et Buniva, *Recherches expérimentales sur l'existence supposée d'êtres vivants microscopiques contagifères* (*Journ. de physique*, t. 49, p. 453).

tivement à l'inspection microscopique du sang d'un bœuf infecté de la maladie contagieuse qui régnait alors en Italie sur les bêtes à cornes, et celui d'un veau sain, et n'y trouvèrent pas de différence.

HÉMATOZOAIRES DANS LE SANG DES MAMMIFÈRES.

§ XVIII. On sait qu'une espèce particulière d'helminthe (*strongylus armatus minor*) (Rayer) naît et se développe, chez des solipèdes domestiques, dans les concrétions fibrineuses de certaines artères anévrysmatiques, et en particulier dans les anévrysmes de l'artère mésentérique du cheval. M. Rayer (1) a donné une description très-complète de cet helminthe et des altérations de l'artère. M. Dujardin a détaché cet helminthe du genre des strongles, et, dans sa classification, il fait partie d'un groupe particulier du genre *sclérostome,* auquel il assigne les caractères suivants : « Corps blanc ou rosé, avec la tête et le cou d'un rouge vif, long de 10 à 20 millimètres, large de $0^{mm},6$ à 1 millimètre ; — tête moins grosse relativement, et susceptible d'abandonner le tégument externe pour se contracter à l'intérieur après la mort ; — organes génitaux non développés. »

§ XIX. M. Dujardin pense que le strongle qu'on rencontre dans divers organes du cheval, dans le pancréas, dans le duodénum, et dans la tunique du testicule, est de la même espèce que celui qui vit dans le sang, logé dans les concrétions fibrineuses des anévrysmes. Je n'oserais l'affirmer. Bien que M. Dujardin mette dans la caractéristique du *strongylus armatus minor* des anévrysmes : « organes génitaux non développés, » je puis assurer qu'ils sont généralement très-apparents chez les individus mâles et femelles.

---

(1) *Arch. de méd. comparée*, t. 1, in-4°; Paris, 1842.

§ XX. Valentin rapporte que dans l'hiver de 1841 on a trouvé, à l'école vétérinaire de Berne, un strongle dans la veine porte d'un cheval. On s'assura que le vaisseau n'avait point été mis en communication avec l'intérieur du canal intestinal, par suite de quelque perforation.

§ XXI. Treutler (1) dit que des vers du genre des *fascioles* ont été vus dans les veines pulmonaires du calocéphale barbu (*phoca barbata*, Fabr.) et dans la veine porte d'autres animaux, et il ajoute que d'autres vers ont été observés dans la veine cave des *cerfs*.

§ XXII. Klein (2), Camper (3), Albers (4), Rosenthal et Creplin (5), M. Kuhn (6) et M. Raspail (7), ont successivement étudié un helminthe particulier qu'on rencontre dans les sinus veineux de la base du crâne et dans les veines pulmonaires du *marsouin* (*delphinus phocœna*). M. de Baer l'a aussi rencontré dans la veine azygos du même animal.

Cet helminthe a été bien étudié par M. Raspail, qui l'a décrit sous le nom de *strongylus inflexus minor*.

M. Dujardin a fait de cet helminthe le type d'un genre sous le nom de *sténure* avec la caractéristique suivante :

---

(1) Treutler (Fr.-Aug.), *Observationes pathologico-anatomicæ auctarium ad helminthologiam humani corporis continentes*, in-4°; Lipsiæ, 1793.

(2) Klein (J.-Th.), *Historiæ piscium naturalis missus* 1, in-4°, p. 27; Gedan., 1740.

(3) Camper, *Von Krankheiten der Thiere*, p. 47.

(4) Albers, cité par Rudolphi (*Entozoorum historia naturalis*), vol. 1, p. 86.

(5) Creplin, *Novæ observationes de entozois*, in-8°, fig., p. 14 ; Berolini, 1829.

(6) Kuhn, *Description d'un nouveau genre de l'ordre des douves et de deux espèces de strongles*, extrait des *Mémoires du Muséum d'histoire naturelle*, in-4°, avec fig. ; 1829.

(7) Raspail, *Anatomie comparée de deux espèces de strongles*, etc. (*Annales des sciences d'observation*, in-8°, avec fig. ; mai 1829).

« Corps blanc, rétréci dans la partie postérieure, et tronqué obliquement ou renflé à l'extrémité ; — quarante-cinq fois environ aussi long que large ; — tête large de $0^{mm},06$ à $0^{mm},075$, contenant une capsule cornée, courte, large de $0^{mm},050$, la bouche orbiculaire, de $0^{mm},043$, entourée d'un anneau corné et laissant voir, au fond, l'orifice triangulaire du canal triquètre de l'œsophage ; — œsophage long de $0^{mm},40$, un peu renflé, large de $0^{mm},05$ à $0^{mm},058$.

« *Mâle* long de $17^{mm},5$, large de $0^{mm},4$ en avant, et de $0^{mm},10$ en arrière ; — queue un peu recourbée et obliquement tronquée en dessous, où elle porte une expansion membraneuse courte (en forme de cuiller), soutenue latéralement par deux côtes épaisses et courtes ; — anus à $0^{mm},10$ de l'extrémité ; — spicules longs de $0^{mm},11$, recourbés, larges, et paraissant réunis en une lame triangulaire flexible.

« *Femelle* longue de 14 à 27^{mm}, large de 0,56 à $0^{mm},60$ en avant, et de $0^{mm},20$ en arrière ; — tête large de $0^{mm},075$; — queue obliquement tronquée et anguleuse, large de 0,116 ; — anus terminal ; — vulve située en avant de l'anus, au commencement de la troncature et accompagnée de deux appendices mous en forme de tentacules longs de $0^{mm},028$; — utérus simple, très-dilaté. »

M. Valenciennes a eu l'obligeance de me montrer plusieurs exemplaires de cet helminthe, dans la belle collection du Muséum d'histoire naturelle.

§ XXIII. MM. Gruby et Delafond (1) ont observé dans le sang d'un *chien* d'une vigoureuse constitution et dans un état de bonne santé des helminthes dont ils donnent la description suivante :

« Ces vers ont un diamètre de $0^{mm},003$ à $0^{mm},005$ et une longueur

(1) Gruby et Delafond, *Note sur une altération vermineuse du sang du chien, déterminée par un grand nombre d'hématozoaires du genre filaire* (*Comptes rendus des séances de l'Académie des sciences*, t. 16, p. 325).

de 0^{mm},25. Le corps est transparent et incolore; l'extrémité antérieure est obtuse, et l'extrémité postérieure ou caudale se termine par un filament très-mince. A la partie antérieure, on observe un petit sillon court de 0^{mm},005 de long, qui peut être considéré comme une fissure buccale.

« Par tous ces caractères, cette espèce d'hématozoaires se rattache au genre *filaria*.

« Le mouvement de ces animaux est très-vif. Leur vie persiste même dix jours après que le sang a été retiré des vaisseaux et déposé dans un vase placé dans une température de 15° centigrades. En examinant une goutte de sang sous la lentille du microscope, on voit ces hématozoaires nager par un mouvement ondulatoire entre les globules sanguins, se courber et se recourber, se tortiller et se détortiller avec beaucoup de vivacité.

« Pour nous assurer si ces vers existaient dans tout le torrent circulatoire, nous avons examiné le sang des artères coccygiennes, des jugulaires externes, des capillaires de la conjonctive, de la muqueuse buccale, de la peau, des muscles, et partout ce liquide nous a offert des hématozoaires.

« Depuis vingt jours, nous ouvrons quotidiennement les capillaires de diverses parties de la peau, de la muqueuse buccale, et toujours nous constatons la présence de ces animaux.

« Les urines, les matières excrémentitielles, n'en contiennent point.

« Le diamètre des globules du sang du chien est de 0,^{mm},007 à 0^{mm},008, celui de la filaire est de 0^{mm},003, à 0,005. Il n'y a donc pas le moindre doute que ce ver puisse circuler partout où le sang doit passer. Nous estimons, d'après plusieurs recherches faites pour nous assurer de la quantité de sang existant dans les vaisseaux d'un chien de taille moyenne, que le chien dont il s'agit a 1 kilogramme 500 grammes de sang en circulation; or, une goutte de son sang pèse 0^{gr}.067, et dans cette goutte on constate ordinairement quatre à cinq filaires. Ce chien aurait donc plus de 100,000 de ces vers dans tout son sang.

« Le nombre prodigieux de ces animaux doit d'autant plus étonner, que le chien paraît jouir d'une bonne santé; cependant nous ferons remarquer que les entozoaires du tube digestif des chiens, les tænia même, en très-grand nombre, ne dérangent que rarement les fonctions vitales.

« Depuis un an, nous avons examiné le sang de 70 à 80 chiens sans rencontrer la filaire, et à dater de sa découverte, nous l'avons cherchée, mais en vain, dans le sang de 15 chiens. »

§ XXIV. J'ai cherché vainement cette espèce d'hématozoaire sur plusieurs chiens de l'infirmerie de M. Leblanc, et sur quelques autres venant d'ailleurs. Cet animalcule n'ayant été trouvé que cinq fois sur 250 chiens, sa rareté explique, jusqu'à un certain point, l'insuccès de mes recherches. Si les observations de MM. Gruby et Delafond mettent hors de doute l'existence de cet hématozoaire, elles n'ont pas prouvé que cet animalcule fût réellement une filaire. Le genre filaire, établi par Of. Muller pour des helminthes filiformes, sans organes bien distincts, est maintenant constitué par des vers pourvus d'appareils génitaux, distincts, le mâle ayantdeux spicules, dont un très-long et plus ou moins tordu, la femelle ayant la vulve située près de l'extrémité antérieure du corps.

La difficulté d'étudier l'organisation de l'hématozoaire du chien ne permettra peut-être pas de longtemps de le classer d'une manière sûre et définitive.

§ XXV. M. Gros assure que le sang d'un *mulot* lui a présenté des vermicules si nombreux, que tous les globules du sang en avaient l'air animés. Ces hématozoaires étaient si petits qu'ils étaient à peine reconnaissables à un grossissement de 400 diamètres.

Suivant le même observateur, le sang des *taupes* présente souvent les mêmes animalcules.

J'ai examiné le sang de plusieurs individus appartenant à ces espèces, sans y rencontrer d'animalcules vivants. Il est à regretter que M. Gros n'ait point indiqué au moins la forme de ces hématozoaires, soit dans une courte description, soit à l'aide d'une figure qui en eût donné une idée plus exacte.

§ XXVI. J'ai constaté que le sang du rat noir (*mus rattus*, Linn.) contient quelquefois des hématozoaires filiformes. J'ai fait cette observation, pour la première fois, à Aubusson, pendant le mois de juillet 1848. En examinant le sang de trois rats mâles, dont deux étaient adultes et un fort jeune, je trouvai, dans le sang des deux premiers, des animalcules microscopiques ayant la forme des filaires. Leurs mouvements étaient très-rapides, en tous sens, de sorte qu'ils disparaissaient très-promptement du champ du microscope dans lequel ils se montraient de nouveau, ou ils étaient bientôt remplacés par d'autres. Six heures et demie après la mort de ces deux rats, on pouvait encore trouver un grand nombre de ces hématozoaires dans le sang de toutes les parties du corps. Trente-quatre heures après la mort d'un de ces rats, je pus observer, dans une gouttelette de sang prise dans le cœur, un assez grand nombre de ces animalcules encore vivants. Chose singulière, dans du sang contenant de ces animalcules et conservé depuis cinq heures entre deux lamelles de verre, j'ai pu observer très-distinctement leurs mouvements.

Quinze jours après, j'examinai le sang d'un rat noir femelle, de très-forte taille, qui avait probablement mis bas depuis quelques jours, car ses mamelles contenaient du lait, et je ne distinguai qu'un très-petit nombre de ces hématozoaires filiformes ; à peine si j'en aperçus quatre ou cinq en observant attentivement le champ du microscope, pendant dix minutes.

Le 16 juillet, j'examinai le sang d'un jeune rat noir, et je n'y trouvai point de filaires.

Le 17, j'examinai le sang de deux femelles, l'une vieille et de grande taille, l'autre jeune et moitié moins grosse. Je ne trouvai, de ces hématozoaires filiformes que dans le sang de la vieille, encore n'y étaient-ils qu'en très-petit nombre.

Le 19, dans le sang d'un gros rat mâle, je trouvai une quantité innombrable de ces hématozoaires microscopiques. Le même jour, j'examinai le sang d'un très-jeune rat mâle, et je ne pus y découvrir un seul hématozoaire.

Au printemps de l'année 1850, j'ai répété ces observations à Aubusson ; elles m'ont donné le même résultat, savoir : Que les très-jeunes rats noirs n'ont presque jamais d'hématozoaires, tandis que les adultes en ont presque toujours. Enfin, ayant examiné le sang d'une femelle pleine, dont le sang offrait un très-grand nombre de ces animalcules filiformes, je cherchai si le sang contenu dans le cœur et les vaisseaux de cinq fœtus qu'elle portait en contenait également. Je ne pus en découvrir un seul, et ce fait, au point de vue physiologique, présente peut-être quelque intérêt, car il témoigne d'une différence entre le sang du fœtus et celui de la mère.

Je n'ai pas pu répéter ces observations à Paris, le rat noir y étant devenu très-rare depuis l'introduction du surmulot (*mus decamanus*). Je n'ai pu examiner le sang que chez un très-petit nombre de rats noirs pris à Garches, village très-élevé, situé au-dessus de Saint-Cloud ; dans aucun je n'ai découvert d'hématozoaires.

§ XXVII. Je n'ai pas été plus heureux en examinant le sang d'un assez grand nombre de *surmulots* (*mus decumanus*), de souris (*mus musculus*), d'un rat d'eau (*mus amphibius*), et de quelques autres espèces de rongeurs.

HÉMATOZOAIRES DANS LE SANG DES OISEAUX.

§ XXVIII. M. Barkow (1) a observé dans le ventricule droit du cœur d'une espèce de héron (*ardea cinerea*) deux nématoïdes que l'on conserve au musée zootomique de Greifswald. Créplin, qui rapporte ce fait, ne donne ni description ni figure de ces animaux.

§ XXIX. M. Gros (2) a signalé le premier dans *l'espèce corvine* une espèce particulière d'hématozoaire microscopique, ayant par sa forme l'apparence d'une filaire. Cet hématozoaire a de $0^{mm},10$ à $0^{mm},13$ de longueur ; on le trouve ordinairement dans le sang de tout le corps, mais on le cherche quelquefois en vain dans les veines de la tête, des membres et du thorax. Cet hématozoaire fourmille et serpente dans les lobules du poumon et dans les gros vaisseaux du cœur ; il est transparent, a la tête obtuse, la queue effilée, et ne présente distinctement à l'intérieur qu'une fine granulation. Il vit jusqu'à douze heures sur le porte-objet, et plus de vingt-quatre heures dans le cadavre ; les purgatifs et les poisons à haute dose ne semblent pas en détruire un grand nombre.

On ne peut le prendre pour l'état de jeunesse des strongles que l'on rencontre dans l'estomac, le foie et le poumon ; car les œufs de ces derniers ont $0^{mm},058$ de long sur $0^{mm},038$ de large, et leur embryon est de deux à trois fois plus gros que l'hématozoaire en question. Malgré la présence, dans le sang, de myriades de ces filaires, les organes du corbeau n'offrent pas de lésions qu'on puisse leur attribuer.

---

(1) Créplin, *Observationes de entozois*, pars prima, in-8°, p. 84 ; Greifswaldiæ, 1825.

(2) Gros, *Observations et inductions microscopiques sur quelques parasites* (*Bulletin de la Société impériale des naturalistes de Moscou*, t. 18, p. 45 ; 1845).

§ XXX. M. le professeur Ecker (1), de Bâle, a constaté depuis lors l'existence de ces filaires, ou plutôt de ces animalcules filiformes dans le sang de onze *corbeaux*. J'emprunte à M. Mandl (2) l'analyse très-exacte qu'il a donnée du travail de M. Ecker. Ce ver, dit M. Ecker, est rond, lisse, ayant à peu près la même épaisseur de l'extrémité antérieure jusqu'à la postérieure ; cette dernière est effilée, la première arrondie. La longueur de la filaire est de $0^{mm},016$, la largeur de $0^{mm},003$ à $0^{mm},006$. Quoi qu'elles soient parfaitement transparentes, il est pourtant impossible de reconnaître des organes à l'intérieur. Les animaux morts sont granuleux à l'intérieur ; l'eau les tue presque instantanément. Leurs mouvements sont très-rapides, vivaces ; leur quantité innombrable.

Quoiqu'on trouve toujours ces filaires dans le cœur, M. Ecker ne les a pas vues dans le sang de la peau des jambes, pas plus que dans le sang de la veine brachiale. En ouvrant l'artère brachiale et en faisant mourir l'animal par perte de sang, M. Ecker n'a pu voir d'hématozoaires dans les premières gouttes du sang qui s'écoulait de l'artère, mais bien dans les dernières ; partout ailleurs, surtout dans les veines pulmonaires et l'aorte, ils existaient en immense quantité. On a vu aussi que M. Gros les avait cherchés inutilement dans les veines de la tête.

Il paraît donc que ces hématozoaires, quoique vivants dans le sang, ne circulent pas partout avec lui, mais qu'ils séjournent de préférence dans quelques parties du système capillaire.

Chez les grenouilles, les hématozoaires existent également de préférence dans le cœur et les poumons.

§ XXXI. M. Ecker dit avoir trouvé dans le mésentère des corbeaux des filaires (*filaria attenuata*) longues de deux à trois lignes, libres

---

(1) Muller's *Arch. anat. phys.*, p. 501 ; 1845.

(2) Mandl, *Note sur les hématozoaires* (*Archiv. d'anat. génér. et de physiol.*, p. 246 ; 1846).

ou enkystées, remplies d'œufs. Dans ces œufs, il trouva, chez les filaires enkystées, les embryons déjà développés, mais plus petits que les filaires qui circulaient avec le sang. M. Ecker croit que les jeunes filaires sortant de l'œuf entrent dans les vaisseaux, où elles séjournent pendant quelque temps, pour retourner ensuite dans les tissus. Là elles sont d'abord libres, s'agrandissent, développent des œufs à leur intérieur, s'entourent ensuite d'un kyste, et meurent, tandis que leurs embryons se développent dans les œufs et percent le kyste pour entrer dans les vaisseaux.

Je n'ai point vu les perforations des kystes, et je regarde cette opinion de M. Ecker comme une simple hypothèse.

§ XXXII. MM. Follin, Rayer et Robin, ont aussi observé cet hématozoaire dans le sang du freux (*corvus frugilegus*), très-commun dans la forêt de Fontainebleau. (Je dois à l'obligeance de M. Robin un dessin de l'hématozoaire *filiforme* du *freux*, qui n'avait pas été figuré jusqu'à ce jour.)

Ces hématozoaires, ayant été rencontrés dans les environs de Moscou, sur les bords du Rhin et en France, dans une même espèce, se développent donc indépendamment des conditions topographiques; circonstance qui n'a pas toujours lieu pour helminthes.

HÉMATOZOAIRES DANS LE SANG DES REPTILES.

§ XXXIII. « Les animaux de l'ordre des grenouilles, dit M. Duméril (*Erpétologie générale*, t. 8, p. 304), en raison de leur organisation particulière, ont fourni aux personnes qui se livrent à l'étude des sciences d'observation les circonstances les plus favorables pour interroger la nature dans un grand nombre de recherches importantes: c'est aussi sur ces animaux qu'ont été faites les premières observations positives sur les hématozoaires microscopiques.

§ XXXIV. La première observation relative à des hématozoaires dans le sang de la grenouille parai appartenir au Dr Schmitz (1), il s'exprime ainsi : « Cum æstate 1824, majori in vase Ranæ Bombinæ « feminæ mesenterii sanguinis circulationem simplici observarem « microscopio oculis meis repente intra parietes vasis, in media san- « guinis globulorum massa haud parva animalculorum multitudo se « obtulit. Volumen eorum circiter sedecies. — Duo devicesies illud « sanguinis globulorum superabat ; forma elliptica, ad utrumque « angustiorem finem paululum compressa, anterior pars eo semper « vergens quo animalcula se movebant, obtusa posterior rotunda. « In anteriore corporis triente, ovalis accurate circumscriptus perspi- « cuus locus. Sequebantur quidem sanguinis circulationis cursum, « proprium vero etiam habere videbantur motum, dummodo tar- « dius, modo citius sanguinis globulis se moverent. Motu accelera- « tiori quum ille qui sanguinis proprius est globulis hi velut in latera « removebantur et per momentum quiescere videbantur, aut citius « contra hi movebantur dum illi cursum retinebant. Ex ramo arteriæ « duo ejusmodi animalcula in majorem inire apparebant truncum, « contra igitur sanguinem ex hoc in illum mentem.

« Non nullis in hac observatione præter lapsis minutis sanguis in- « cepit oscillatio, qua ingrediente motus quoque animalculorum « fiebat irregularis, huc et illuc in vasis migrabant et semper non « nullos sanguinis globulos, eorum cursu correptos, secum traxerunt. « Una dimidia que minuta post oscillationem inchoatam præterlapsa, « uni animalculorum, quæ nunc vero omnia in arteriam lateralem se « contulerant, vasis parietem perrumpere contigit. Id vero multis de- « mum frustra factis conatibus fiebat, dum anteriore corporis parte « eum pulsarent. Præter sanguinis globulorum fluxum animalculum « e prioribus locis egressum, similia sequebantur alia. Mox omne « lentis foco subjectum mesenterium reddebatur vividum. »

Je crois devoir me borner à citer ce passage, qui ne peut laisser de

(1) Schmitz (Jos.-Francisc.), *de Vermibus in circulatione viventibus* ; Berolini, 1826.

doute sur la priorité des observations de M. Schmitz; mais je pense, comme M. Valentin, que l'on ne peut, d'après la description et d'après les figures données par M. Schmitz, déterminer rigoureusement l'espèce d'hématozoaire à laquelle appartiennent les petits vers qu'il a observés. Suivant M. Schmitz, ils ont une grande ressemblance avec le *polystoma venarum* de Treutler. Le fait est qu'en comparant les figures données par ces deux auteurs, l'analogie est assez frappante; mais si l'on a égard à la dimension des animaux, aucun rapprochement n'est possible.

§ XXXV. Valentin (1) décrit une autre espèce d'hématozoaire (*anguillula intestinalis*), qu'il a rencontrée dans les vaisseaux de la membrane interdigitale de la grenouille commune (*rana esculenta*). Il pense que ces animaux, entraînés à une certaine distance par le torrent circulatoire, finissent par s'arrêter instinctivement dans les organes qui leur conviennent le mieux pour y établir leur domicile, et y pénètrent à travers les parois des vaisseaux. Cette perforation ne serait point difficile, selon M. Valentin; car, d'une part, la bouche serait armée d'organes propres à l'effectuer, et elle serait favorisée par la forme et l'élasticité de ces animaux; d'autre part, la fragilité des parois vasculaires la faciliterait notablement.

§ XXXVI. Le Dr Ch. Vogt (2), dans l'automne de 1841, examinant au microscope la membrane nictitante d'une grenouille qui venait d'être tuée, observa avec étonnement, dans les vaisseaux de cette membrane encore remplie de sang, de petits vers qui exécutaient des mouvements avec beaucoup de rapidité. Ils avaient une forme cylindrique, seulement l'une des extrémités était plus obtuse, et l'autre plus pointue; le corps était parfaitement transparent et

(1) Valentin, *Repertorium für Anatomie und Physiologie*, s. 51; 1841.

(2) Muller's *Archiv.*, nos 2 et 3, p. 189; 1842.

l'on n'y apercevait que des traces de disposition granulée. Le diamètre en était à peu près égal à l'épaisseur d'un globule sanguin placé sur le côté, tandis qu'ils avaient une longueur égale à trois fois le plus grand diamètre d'un de ces globules. Un examen plus complet fit reconnaître que tous les vaisseaux sanguins de cette grenouille étaient remplis de vers semblables. Valentin, auquel M. Vogt les montra, lui dit les avoir fréquemment rencontrés dans le sang de ce batracien.

§ XXXVII. M. Vogt, ayant examiné les viscères de ces grenouilles, trouva dans la cavité abdominale des poches brunes; elles étaient toutes vides. Il ne vit jamais dans leur intérieur aucun animal, mais seulement une matière granuleuse semblable à de la graisse.

Chez d'autres grenouilles, dont le sang ne contenait pas d'hématozoaires, il existait de ces petites poches en nombre considérable. Il n'y en avait qu'un petit nombre de brunes, la plupart étaient blanches ou jaunâtres; celles-ci contenaient chacune un ver dans leur intérieur. Ces vers étaient cylindriques, transparents, à tête arrondie, à queue terminée en pointe. On distinguait facilement le canal intestinal, et l'ovaire de couleur jaunâtre. La ressemblance de forme entre ces filaires et les vers du sang était frappante.

§ XXXVIII. Malgré cette ressemblance, sur laquelle M. Vogt insiste, il ne me paraît pas démontré que les vers contenus dans les petits kystes eussent un rapport d'origine avec ceux qui circulaient dans le sang, d'autant plus que ces petits kystes vermineux existaient chez des grenouilles dont le sang ne contenait point d'hématozoaires.

§ XXXIX. Plus récemment M. Gluge, de Bruxelles, a observé dans

---

(1) Muller's *Archiv. für Anatomie und Physiologie*, p. 148; 1842.

le sang d'une grenouille un animalcule semblable à celui que Valentin avait rencontré dans le sang d'une truite. « Le sang dans lequel j'ai observé cet animalcule, dit M. Gluge, provenait d'une grenouille à laquelle j'avais enlevé beaucoup de sang, pour étudier l'effet des grandes pertes sanguines sur la circulation générale. Je le trouvai dans le sang contenu dans le cœur, alors que la grenouille venait de mourir. Il était de forme allongée, terminé en pointe à ses deux extrémités, et présentait, sur le côté droit, trois appendices assez longs que l'animal faisait mouvoir avec beaucoup de rapidité ; en même temps il se déplaçait très-vivement. Je n'y reconnus pas d'organisation ; le corps entier était transparent et ne présentait même pas les granules de couleur foncée indiqués par Valentin ; de plus, je ne rencontrai dans le sang de cette grenouille qu'un seul animalcule, tandis que Valentin en avait vu un grand nombre chez la truite. »

M. Gluge ne donne pas la dimension de cet hématozoaire, qui paraît être le même que celui qui a été décrit plus tard sous le nom d'*amœba rotatoria*, par M. Mayer.

§ XL. A.-F.-I.-Carol. Mayer (1) a décrit deux espèces d'hématozoaires qu'il a observées dans la *rana esculenta*. Il les a désignées sous les noms de *paramœcium costatum* ou de *paramœcium loricatum* et d'*amœ barotatoria*. Il leur assigne les caractères suivants :

1° *Paramœcium loricatum*. « Paramœcio simile, etiam plica media « obliqua insignitum est. Corpus ovato-oblungum, ventriosum. Cilia « majora crassiora in anteriore corporis parte. Superficies aspera. « oblique striata vel costata. Motus vividus progrediens et rotatorius. « Magnitudine $\frac{1}{40}$''' æquebat. »

(1) Mayer (A.-F.-I.-Carol.), *Spicilegium observationum anatomicarum de organo electrico in raiis anelectricis, et de hæmatozois* ; Bonnæ, 1843.

2° *Amœba rotatoria.* « Alterum gelatinosum et pellucidum animal-« culum valde variabile, proteo aut amœbæ simillimum esse videtur. « Corpusculum planum, trapezoïdeum vel elongatum, contractile, « mutabile, appendiculis vicissim modo ab uno, modo ab altero la-« tere exsertis octo usque ad duodecim et magna cum celeritate vi-« brantibus præditum. Interanea nulla, versus extremitatem ante-« riorem tamen nodus pellucidus, versus posteriorem cauda tenuis, « continuo fluctuans. Magnitudo $\frac{1}{40'''}$ usque $\frac{1'}{60'''}$. Macula quasi sim-« plex, difformis, materiæ vibratoriæ habenda.

« Motus processuum illorum vibratorius nunc uno, nunc altero « opposito latere cernitur; varia et semper mutata corporis forma. « Interdum organum mere rotatorium in medio corpore esurgit, « mox dextrum mox, sinistrum versus vacillans, quare amœbam ro-« tatoriam vocare animalculum propono. »

§ XLI. Peu de temps après, M. Gruby (1) communiqua à l'Académie des sciences, dans sa séance du 13 novembre 1843, des observations sur une espèce d'hématozoaire de la grenouille, qu'il considérait comme nouvelle. « L'hématozoaire dont je parle, dit-il, se trouve dans le sang des grenouilles vivantes et adultes, pendant les mois du printemps et de l'été. Son corps allongé, aplati, transparent, est tourné comme une tarière. Sa partie céphalique est terminée en filaments minces et allongés; la partie caudale se termine également en filaments pointus. La longueur de l'animal est égale à $\frac{40-80}{1000}$ millimètres, sa largeur a $\frac{5-10}{1000}$ millimètres; sa partie céphalique filamenteuse, pointue, est douée de la plus grande mobillité. La longueur du filament céphalique est égale à $\frac{10-12}{1000}$ millimètres; son corps est allongé, aplati et dentelé comme une lame de scie sur toute la longueur de ses bords. Il est, comme je l'ai mentionné ci-dessus, lisse

(1) Gruby, *Recherches et observations sur une nouvelle espèce d'hématozoaire (trypanosoma sanguinis)* (*Ann. des sciences nat.*, 3ᵉ sér., t. 1, p. 104; 1844).

et tourné deux ou trois fois autour de son axe, comme une tarière ou un tire-bouchon ; c'est pourquoi je propose de nommer cet hématozoaire *trypanosome* (τριπανον, tarière). La locomotion du trypanosome est très-remarquable. D'abord on doit admirer la rapidité avec laquelle il remue chacune de ses parties pour produire le mouvement autour de son axe longitudinal, c'est-à-dire le mouvement de tarière, et ensuite l'adresse qu'il met à éviter tous les obstacles qu'il rencontre dans sa marche. On peut compter 4 mouvements autour de son axe par seconde, et 14,400 circonvolutions par heure.

« Lorsque cet animal est en repos, il se contracte de telle sorte qu'il forme un cylindre compacte et lisse, dont un des bords est arrondi et l'autre terminé en pinceau. Au premier abord on croirait qu'il s'agit d'un animal d'une autre espèce, tant sa forme est changée ; mais en l'observant pendant qu'il se contracte, on voit qu'il se place de manière que le bord lisse de son corps forme la surface et le bout arrondi du cylyndre, tandis que les appendices se trouvent en partie enfermés et comprimés à l'intérieur du cylindre et constituent, en outre, avec leurs pointes effilées, l'autre bout en forme de pinceau.

« Les trypanosomes du sang ne sont pas aussi communs que les filaires ; sur cent grenouilles, on en rencontre chez deux ou trois, et dans chaque goutte de sang, il se trouve deux ou trois de ces animalcules. On les rencontre quelquefois dans le sang des grenouilles avec les filaires ; mais ces dernières sont toujours plus nombreuses. Les jeunes grenouilles n'ont point de trypanosomes dans le sang. On les voit plus souvent dans le sang des femelles que dans celui des mâles. »

§ XLII. J'ai cru devoir rapporter textuellement la description si complète et si pittoresque de M. Gruby ; je n'ai rien à y ajouter. J'ai souvent observé les hématozoaires qu'il désigne sous le nom de *trypanosome*, et je suis convaincu que ce sont les mêmes animalcules que ceux que M. Mayer avait décrits d'une manière moins exacte et moins complète sous les noms d'*amœba rotatoria* et de *paramœcium costatum*. Je crois devoir ajouter que les trypanosomes ne m'ont pas paru aussi rares qu'à M. Gruby, si j'en juge au moins par les observations que j'ai faites cet été et l'année précédente.

§ XLIII. Indépendamment des hématozoaires dont je viens de rappeler la description, d'après les différents auteurs qui les ont observés, j'ai encore vu très-distinctement dans le sang de la grenouille commune un très-petit hématozoaire, que j'ai représenté dans une des figures des planches que j'ai jointes à cette dissertation ; figure plus propre à le caractériser et à le faire reconnaître qu'une description même très-détaillée. Je l'ai désigné sous le nom d'*anguillula minima* (pl. II, fig. 5).

§ XLIV. Le professeur Mischer regarde comme normale l'existence de petits nématoïdes dans le sang de la grenouille, parce qu'on n'a pas découvert d'altérations qu'on puisse attribuer à leur présence. Cependant, ces hématozoaires n'existant pas dans le sang de toutes les grenouilles, on ne peut, ce me semble, considérer comme un état normal l'existence de ces parasites.

§ XLV. M. Schmitz a vu des hématozoaires microscopiques dans une artère de l'intestin du crapaud accoucheur (*bufo obstetricans*).

Mon ami le Dr Davaine a observé, dans la même espèce de crapeau, l'*amœba rotatoria* de Mayer; il m'a montré également dans le sang de jeunes têtards de petits hématozoaires microscopiques, qu'il croit devoir rapporter au genre *amibe*. Ces petits animaux, semblables, au premier aspect, à des particules, de formes variées, ne laissent apercevoir leurs mouvements extrêmement lents qu'à un examen soutenu et très-attentif. On peut constater de la sorte qu'ils prennent successivement les formes les plus variées.

§ XLVI. J'ai examiné le sang de quelques autres reptiles, du lézard (*lacerta viridis*), de l'orvet (*anguis fragilis*), de la salamandre, des tritons et de plusieurs tortues, sans pouvoir découvrir d'hématozoaires dans le sang de ces diverses espèces d'animaux ; mais mes recherches n'ont porté que sur un petit nombre d'individus.

HÉMATOZOAIRES DANS LE SANG DES POISSONS.

§ XLVII. La première observation relative à l'existence des hématozoaires dans le sang des poissons paraît avoir été faite par M. Mayer, qui dit avoir vu, dès l'année 1838, un animalcule semblable aux cercaires dans le sang de la rétine du *cyprinus carassius*.

§ XLVIII. On doit à Valentin (1) une observation plus complète sur une truite commune (*salmo fario*), qui avait été tuée par une blessure au cou. « Ayant, dit-il, examiné du sang de cet animal, pris à l'origine de l'aorte abdominale, j'aperçus, au milieu de globules sanguins, des globules particuliers, de couleur foncée, semblables à des cellules de pigment, arrondies. Ils exécutaient des mouvements très-rapides, le plus souvent sans changer de place ; mais ils pouvaient aussi se déplacer. Ayant examiné quelque temps ces globules, je vis apparaître sur le côté une queue transparente, et bientôt se montra progressivement un animal de forme allongée, qui exécutait des mouvements rapides et continuels. Ces mouvements étaient produits par des appendices placés sur un des côtés du corps. Ces appendices étaient en nombre variable chez les différents individus : il y en avait un seul, ou deux, ou trois. L'animal tournait très-rapidement sur lui-même et décrivait, dans sa marche, de véritables cercles. Ses parties antérieure et postérieure étaient transparentes et claires ; la partie moyenne, au contraire, contenait un très-grand nombre de corpuscules, de couleur foncée, peut-être des molécules

---

(1) Muller's, *Archiv. für anat. und physiol.*, n° 5, p. 435 ; 1841.

de pigment que l'animal avait avalées. Quand l'animal était encore replié sur lui-même, il semblait que chacun de ces granules fût contenu dans un appendice particulier transparent et en forme de massue. Cet infusoire très-probablement appartient à l'ancien genre *protée* ou à l'*amœba* d'Ehrenberg, mais formerait une nouvelle espèce, car il ne ressemble complétement à aucune de celles qui sont décrites ou figurées dans le grand ouvrage d'Ehrenberg, sur les infusoires. Je ne puis rien dire de précis sur la structure des organes de cet animal, car il n'a que de 0,0003 à 0,0005 de pouce de longueur. Il m'a semblé apercevoir à son extrémité antérieure une ouverture arrondie, et en arrière, sur la queue, des lignes longitudinales. Les appendices variables paraissent toujours se former du côté droit. Peut-être les appendices pédiculés, en forme de massue, sont-ils de même espèce que les précédents. Je doutai d'abord que cet animal appartînt réellement au sang, et j'examinai toutes les parties de la truite ; mais, ni dans l'abdomen, ni dans les reins, ni dans l'intestin, ni dans la vessie natatoire, ni dans le cerveau, etc., je ne trouvai de traces de cet entozoaire infusoire ; seulement, dans le lieu qu'affectionnent les entozoaires microscopiques, dans le quatrième ventricule, j'en trouvai un seul individu. Dans le sang, ils étaient si abondants, que dans une gouttelette, il en existait au moins un et quelquefois dix et même davantage. Dans le sang coagulé, ils vécurent six heures au moins, dix heures au plus. Du reste, le sang ne présentait rien de particulier. »

§ XLIX. Suivant M. Gros (1), des vermicules se rencontrent dans le sang de beaucoup de poissons : dans le sang du goujon, de la motelle, de la perche, du sterlet, de la lotte, de la tanche, etc. Les animalcules de la motelle ont de $0^m,045$ de long sur $0^m,001$ de large; nombreux, très-vifs, avec des formes protéennes, ayant l'air d'un

(1) Mémoire cité.

ruban qui se tord et se plisse dans tous les sens. Un de ces animalcules entrerait dans un globule de sang. Chez la tanche, ces vermicules sont filiformes, et trois ou quatre se logeraient dans un globule de sang.

Il est à regretter que M. Gros n'ait pas donné une ou plusieurs figures de ces hématozoaires, la courte description qu'il en a fait ne les caractérisant pas suffisamment.

§ L. J'ai moi-même observé dans le sang du *barbeau* de la Seine un hématozoaire que je crois pouvoir rapporter sûrement à l'*amœba rotatoria*, et dont j'ai donné la figure dans la planche II (fig. 9).

§ LI. Ces hématozoaires ne peuvent être confondus avec les infusoires que M. Dujardin (1) a vu se développer dans le sang extrait des vaisseaux de la *carpe* et conservé dans un vase, à l'air libre. Dès le lendemain, ce sang présentait des infusoires du genre *bacterium* (B. Termo). Ces infusoires continuèrent à se développer, et vingt jours après, on en trouvait encore un grand nombre. Enfin, à cette époque, on n'y observait que ce genre d'infusoires.

HÉMATOZOAIRES DANS LE SANG DES MOLLUSQUES.

§ LII. La première observation relative aux hématozoaires, chez les mollusques, appartient à M. Baer (2). Ce célèbre physiologiste a rencontré dans le cœur de quelques mollusques une espèce particulière de *distome* (*distoma duplicatum*).

Dans un passage, il s'exprime ainsi : « J'ai trouvé une fois, dans un *anodonta varicosa*, des helminthes pareils aux précédents (*dist.*

---

(1) Dujardin, *Hist. naturelle des zoophytes infusoires*, in-8°, p. 214 ; Paris, 1841.

(2) Baer (Karl.-Ern.-V.), *Beiträge zur kenntniss der niedern Thiere* (*Nova act. Acad. Leopold*, 13, 2), gr. 4 ; Bonn., 1827.

duplicatum); l'un était situé dans l'oreillette du cœur, l'autre dans le ventricule; non pas dans la paroi, mais bien dans la cavité; j'en ai vu aussi nager librement dans le sang. »

§ LIII. J'ai examiné le sang de l'huître comestible, des mulettes et celui de plusieurs anodontes. En incisant le cœur de ces dernières, on peut recueillir une quantité assez considérable de sang incolore. Dans ce liquide, pris sur des anodontes vivantes, j'ai trouvé un animalcule microscopique, particulier, qui, comme les *protés* ou *amibes,* prend des formes très-diverses, mais d'une manière lente et presque imperceptible. Pour en donner une idée assez exacte, j'ai représenté dans plusieurs figures plusieurs des apparences que prend ce petit hématozoaire (pl. II, fig. 10).

§ LIV. Chez les céphalopodes, surtout dans la famille des octopodes, on remarque de petits appendices sur les parties latérales des veines. Lorsqu'on coupe un de ces appendices sur un individu vivant, et qu'on déchire ensuite cette partie avec une épingle, il s'en écoule un liquide jaunâtre, un peu trouble, dans lequel on distingue les globules blancs du sang et de la lymphe, et des *corps mobiles* en forme de filaments. M. Erdl (1) considère ces petits corps comme des animalcules, et en a donné une description très-détaillée que je crois devoir reproduire. Ces *fils mobiles* ont la forme d'un intestin; ils s'allongent, se raccourcissent, s'entortillent de différentes manières, prennent la forme d'un anneau ou celle d'un demi-cercle, et offrent alors un mouvement circulaire très-rapide autour d'un point fixe. Ces animalcules ont un mouvement volontaire, libre et indépendant, qui se manifeste non-seulement lorsqu'ils nagent en différents sens, mais aussi par un mouvement de reptation sur la lame de verre. Ces

(1) Erdl, *Über die heweglichen fäden in den venen auhdngen der Cephalopoden* (*Archiv. für naturgeschicthte*, von W.-P. Erichson, erster Band., p. 163; Berlin, 1848).

mouvements paraissent s'exécuter à l'aide de longs cils vibratiles qui recouvrent la surface du corps. On ne peut douter que ces *fils* ne soient de véritables hématozoaires.

Un individu de cette espèce, entièrement développé, est long, étroit, plus large du côté de la tête que dans le reste du corps, transparent et d'un brun jaunâtre. On remarque, dans la partie inférieure du corps, un endroit qui présente un renflement en forme de sac et qui renferme toujours de petits granules. A la surface du corps, on distingue des cils vibratiles, longs et distincts à l'extrémité céphalique, mais très-petits à l'extrémité caudale. On voit à la tête un disque privé de cils tourné vers la surface inférieure et pourvu d'une ouverture au centre (bouche). L'intérieur du corps paraît être une cavité simple, remplie par des globules. La portion du corps qui se trouve derrière le renflement est occupée par des globules qui ont tous à peu près la même dimension ; dans la partie antérieure, les globules ont des formes et des dimensions différentes. Tous ces globules divers sont de jeunes animalcules à divers degrés de formation, qui séjournent dans le corps de la mère jusqu'à ce qu'ils aient atteint un certain degré de développement.

Dans la partie postérieure du corps, les globules sont limpides et ressemblent à des cellules rondes, pourvues d'un noyau petit mais distinct. On doit les considérer comme des *œufs ;* ils sont serrés et irrégulièrement placés près de l'extrémité caudale, rangés par séries, au milieu de la partie postérieure du corps ; ils sont isolés près du renflement. Lorsqu'ils passent à la partie antérieure du corps, leur noyau se transforme en une masse granuleuse qui a bientôt le double ou le triple du noyau. La masse granuleuse se divise en deux ou trois parties globuleuses dans lesquelles l'aspect granuleux disparaît bientôt par la fusion des granules. En même temps, la membrane extérieure s'accroît d'une manière régulière, sans subir d'autre changement. A cette époque, l'œuf se compose de trois ou quatre globules, dont le plus grand est représenté par la membrane externe agrandie, tandis que les deux ou trois, plus petits, qui sont placés dessus, dérivent du noyau que l'on doit considérer comme le vitellus. Il est remarquable que les œufs sont d'autant plus développés, qu'ils se rapprochent davantage du renflement rempli de granules, et que leur développement commence aussitôt qu'ils ont dépassé cet endroit et qu'ils sont entrés dans la partie antérieure du corps. Ces phénomènes feraient supposer que le contenu granuleux du renflement serait du sperme ; mais on ne peut pas décider, avec certitude, s'il est formé dans cet endroit, et si le renflement doit être considéré comme un organe mâle, ou bien si le sperme arrive par communication du dehors, et s'il ne fait que séjourner dans le sac, comme dans un réceptacle, pour féconder les œufs. La première opinion paraît la plus probable, puisqu'on distingue déjà le sac et son contenu granuleux chez des individus très-jeunes.

Les globules qui proviennent de la transformation du noyau varient en nombre et en grandeur. Quelquefois il n'y en a que deux du même volume, ou bien l'un est plus grand que l'autre; d'autres fois il y en a trois, un grand et deux petits. Autour de ces globules, se forme une masse gélatineuse qui se développe surtout dans une direction opposée aux globules; elle devient de plus en plus consistante, et se trouve à la fin couverte à toute sa surface par des cils vibratiles plus allongés sur la portion opposée aux globules. Les cils commencent à se mouvoir, et le tout à nager d'une manière indépendante. A cette époque, le petit animalcule ressemble à un infusoire placé dans le corps de la mère, à la partie la plus antérieure de la tête ; il en sort bientôt pour vivre libre et indépendant dans les appendices des veines. On le trouve aussi libre ou nageant dans l'eau ou à la surface d'autres animaux aquatiques.

Ces animalcules ressemblent, par leur forme, et entièrement par leur manière de nager, aux vorticelles sans pédicule et contractées en forme de globe. Leurs petits globules ont le reflet de gouttelettes de graisse.

Par le développement ultérieur, l'animal perd sa mobilité, et les cils vibratiles disparaissent.

Ce petit hématozoaire subit encore d'autres métamorphoses que M. Erdl décrit avec un soin patient et minutieux qu'on ne saurait trop imiter dans les sciences d'observation. Mais ce que j'ai déjà dit des caractères de cet animalcule, et les figures que je reproduis suffiront, j'espère, pour en donner une idée assez exacte.

HÉMATOZOAIRES DANS LE SANG DES CRUSTACÉS.

§ LV. Aucun auteur, à ma connaissance, n'a fait mention d'hématozoaires observés dans le sang des crustacés. Mes recherches n'ont porté que sur le sang des écrevisses de rivières, du crabe-tourteau et du homard. J'ai examiné avec soin le sang contenu dans le cœur et les vaisseaux qui aboutissent à cet organe. J'ai trouvé plusieurs fois dans le sang de l'écrevisse un animalcule microscopique qui m'a paru très-analogue à l'amibe que M. Davaine et moi avons observée dans le sang de l'anodonte et dans celui des jeunes têtards.

HÉMATOZOAIRES DANS LE SANG DES ANNÉLIDES.

§ LVI. Mes recherches n'ont porté que sur le lombric terrestre, sur la sangsue médicinale et sur les aulastomes.

J'ai observé les trois espèces d'infusoires (leucophre, opaline et plagiotome) que M. Ehrenberg a signalées dans le liquide qui s'écoule des petites blessures faites à des lombrics terrestres. Mais ce liquide est formé, en très-grande partie, non par le sang coloré de ces animaux, mais par une humeur incolore qui est abondamment déposée entre l'intestin et l'enveloppe musculaire. Bien qu'observés dans un liquide provenant d'une blessure, ces animalcules ne sont pas de véritables hématozoaires.

Cette remarque est aussi applicable à un infusoire, l'opaline, qu'on a trouvé dans le corps des naïs.

J'ajoute qu'il est très-difficile de prendre une gouttelette de sang dans les vaisseaux du lombric sans qu'elle soit mélangée d'une certaine quantité du liquide incolore dont je viens de parler. Toutefois nous avons observé, M. Davaine et moi, dans le liquide obtenu par la piqûre d'un vaisseau, une espèce d'amibe dont je donne les principales apparences (pl. II, fig. 11).

HÉMATOZOAIRES DANS LE SANG DES ARACHNIDES ET DANS CELUI DES INSECTES.

§ LVII. Après avoir découvert le cœur sur l'araignée des jardins, et le vaisseau dorsal sur des faucheux, j'ai vainement tenté d'en extraire une gouttelette de liquide; les observations faites sur le sang des arachnides ont porté sur des espèces plus grandes, que je n'ai pas eues à ma disposition.

Je n'ai pu également recueillir de liquide dans le vaisseau dorsal des insectes que j'ai pu examiner.

J'ai examiné le liquide contenu en grande quantité sous la peau des chenilles, et en particulier sous celle de la chenille du grand paon, et il m'a présenté des corpuscules analogues à ceux que M. Davaine et moi avons observés chez le lombric terrestre.

M. Guérin-Menneville a observé dans le sang ou fluide nourricier des vers à soie atteints de muscadine des corpuscules (*hématozoïdes*) qui se meuvent comme des animalcules microscopiques, et le ver ne tarde pas à mourir.

HÉMATOZOAIRES DANS LE SANG DES ZOOPHYTES.

§ LVIII. Je n'ai fait aucune recherche sur le liquide nourricier contenu dans le corps des zoophytes.

Je me propose d'examiner le sang contenu dans le cœur des oursins.

RÉSUMÉ.

§ LIX. Je terminerai ce travail par quelques propositions qui résultent de mes recherches :

I.

Faute de connaissances positives en helminthologie, d'anciens pathologistes, et même des pathologistes modernes, ont décrit des concrétions fibrineuses comme des *vers* trouvés dans le cœur ou les vaisseaux, ou comme des vers extraits d'une veine après l'opération de la saignée, ou enfin comme des vers sortis du corps après la rupture de quelque vaisseau.

II.

A ces premières données, tout à fait fautives ou hypothétiques, a succédé la découverte positive de véritables animaux dans le sang, d'*hématozoaires*, appartenant, les uns à la classe des helminthes, les autres à la classe des infusoires.

III.

Les hématozoaires sont de véritables *parasites*, dont la plupart cessent de vivre un certain nombre d'heures après la mort des animaux dans le sang desquels ils naissent et se développent ; cette circonstance sépare nettement les hématozoaires de plusieurs espèces d'infusoires que l'on observe dans le sang en putréfaction ou dans les infusions de matières animales.

IV.

Si on ne connaît encore qu'un petit nombre d'hématozoaires, on en a rencontré chez des espèces très-différentes et dans presque toutes les classes d'animaux.

V.

Parmi les hématozoaires, il en est qu'on rencontre spécialement dans la cavité du cœur, d'autres dans les artères, d'autres dans les veines, d'autres enfin partout où l'on peut extraire une gouttelette de sang.

VI.

L'existence de myriades d'hématozoaires microscopiques dans le sang de la mère, et l'absence de ces animalcules dans le sang du fœtus, est un fait à ajouter à ceux qui démontrent que le sang de la mère ne passe pas directement, par continuité vasculaire, de la mère au fœtus.

VII.

Si l'on admet, avec M. Gros, que le sang des individus atteints de syphilis contient quelquefois des hématozoaires, l'existence de ces animalcules n'est point une condition essentielle de cette maladie.

VIII.

L'existence de certains vers dans les artères coïncide toujours avec une altération anévrysmatique de ces vaisseaux; l'existence d'helminthes du même ordre dans les veines a été plusieurs fois constatée sans altération de ces vaisseaux.

IX.

De tous les animaux vertébrés, la grenouille commune est celui dans lequel on a observé le plus souvent des hématozoaires et un plus grand nombre d'espèces de ces animalcules; c'est aussi un des animaux chez lesquels on rencontre le plus d'espèces diverses d'helminthes, et dans un plus grand nombre d'organes à la fois.

X.

Rien ne démontre que les hématozoaires microscopiques proviennent du dehors (1) ni qu'ils passent du sang dans diverses parties du corps, ou de celles-ci dans le sang. Dans aucun animal, et dans la grenouille commune en particulier, les hématozoaires ne peuvent être considérés avec certitude comme un premier état des helminthes trouvés dans d'autres parties du corps. Les hématozoaires acquièrent dans le sang tout leur développement.

---

(1) Un anatomiste distingué, M. Julius Vogel, a émis une opinion contraire dans un passage que je rapporte textuellement, et dans lequel il est fait mention d'une expérience peu favorable aux vues de l'auteur : «Tous les infusoires introduits artificiellement dans le système circulatoire d'un animal ne s'y développent qu'autant qu'ils rencontrent des circonstances favorables, ce qui est rare; autrement ils périssent bientôt. Sous ce rapport, une expérience que j'ai faite me paraît mériter d'être rapportée ici. Je tirai à un chat adulte une once environ de sang, que je remplaçai par deux onces d'un liquide contenant beaucoup d'infusoires; ce liquide était de l'eau dans laquelle on avait laissé un singe macérer pendant une couple de mois; il y avait des millions d'infusoires, tous de même espèce, ovales, long de 1/200 ligne, et larges de 1/300 (espèce de *monas*, ou jeune âge du *cyclidium glaucoma*). Au bout de 23 heures, je tirai à l'animal une once de sang qui ne m'offrit pas la moindre trace de ces animalcules. Deux jours après, le chat fut mis à mort, et son sang examiné avec soin: il ne contenait pas d'infusoires; ils avaient disparu sans laisser aucun vestige, quoiqu'il en eût été injecté des millions. Un fait intéressant, c'est que la proportion de la fibrine avait considérablement augmenté : avant l'injection, le sang n'en contenait que 1,4 millième; au bout de deux jours, j'en constatai 6,68.» (Vogel, *Traité d'anatomie pathologique générale*, trad. par Jourdan, p. 396; Paris, 1847.)

QUESTIONS

SUR

LES DIVERSES BRANCHES DES SCIENCES MÉDICALES.

Physique. — Donner les lois de la chute des corps, avec les expériences qui les démontrent; apprécier le danger relatif de la chute d'un homme de diverses hauteurs.

Chimie. — Des caractères distinctifs de l'arsenic.

Pharmacie. — De l'utilité des tisanes et des apozèmes; de leur mode de préparation.

Histoire naturelle. — Existe-t-il quelque analogie entre la respiration des végétaux et celle de certains animaux?

Anatomie. — De l'origine et du mode de terminaison de la bandelette des nerfs optiques; de l'arrangement des fibres médullaires dans le chiasma des nerfs optiques.

Physiologie. — Des causes du mouvement du sang dans les veines.

Pathologie externe. — Du phlegmon.

Pathologie interne. — Des différentes espèces de gravelle, et de leurs rapports avec le système alimentaire.

Pathologie générale. — Des phénomènes de la fièvre.

Anatomie pathologique. — Des kystes acéphalocystes (anatomie, physiologie et pathologie en général).

Accouchements. — De la procidence du cordon ombilical.

Thérapeutique. — Des formes de paralysies dans lesquelles il est convenable d'administrer la noix vomique ou la fève de Saint-Ignace.

Médecine opératoire. — De l'amputation de la jambe.

Médecine légale. — Des sexes considérés dans leurs rapports avec les lois.

Hygiène. — Des âges considérés dans leurs rapports avec la santé.

EXPLICATION DES PLANCHES.

PLANCHE I.

Dans cette planche, j'ai reproduit la plupart des figures qui ont été données, par divers auteurs, des animaux ou des animalcules observés dans le sang, dans le cœur, ou les vaisseaux.

Fig. 1. *Strongylus armatus minor*, mâle, grandeur naturelle (Rayer).
2. *Strongylus armatus minor*, femelle, grandeur naturelle (Rayer).
3. Extrémité céphalique du même, grossie (Rayer).
4. Extrémité caudale du mâle, grossie (Rayer).
5. *Strongylus inflexus minor* (Raspail).
6. Extrémité caudale du mâle, grossie (Raspail).
7. Vaisseau de la grenouille, grossi, et dans lequel on distingue des filaires et des globules sanguins (Vogt).
8. *Hexathyridium venarum*, grandeur naturelle (Treutler).
9. Grossi, vu en dessous.
10. Grossi, vu en dessus.
11. Divers aspects du *distoma duplicatum*, grossi (Baer).
12. Kyste, grossi.
13. Artères du mésentère de la *rana bombina*, et contenant des hématozoaires, vues au microscope (Schmitz).
14. Hématozoaire vu à l'œil nu (Schmitz).
15. Le même vu à la loupe (Schmitz).
16. Le même vu au microscope.
17. Hématozoaire observé chez plusieurs espèces de céphalopodes (Erdl), vu à un assez fort grossissement. La grande figure (17) montre l'hématozoaire entièrement développé; 18 l'extrémité antérieure vue en dessous; les autres figures (19) représentent les divers degrés de développement de cet animalcule.
20. *Paramœcium costatum* (Mayer), avec un globule sanguin.
21. *Amœba rotatoria* (Mayer), avec un globule sanguin.
22. Tripanosome de la grenouille (Gruby).

Planche II.

J'ai dessiné à la chambre claire les animalcules représentés dans cette planche ; des échelles divisées en centièmes de millimètre en indiquent les grossissements. L'échelle de la fig. 1 n'est applicable qu'à cette figure ; il en est de même pour la fig. 3 ; l'échelle de la fig. 4 est applicable aux figures suivantes.

Fig. 1. Hématozoaire filiforme du rat noir (*mus rattus*) et globules rouges du sang du même animal.

2. Hématozoaire filiforme du freux (*corvus frugilegus*) et globules rouges du sang.

3. Hématozoaires filiformes de la grenouille verte (*rana viridis*) et globules rouges du sang.

4. Plusieurs de ces hématozoaires, vus à un plus fort grossissement ; les deux extrémités du corps, sur un de ces individus (*a*), sont devenues transparentes, le corps s'étant détaché de la peau.

5. *Anguillula minima* de la grenouille commune.

6. Diverses formes de *paramæcium costatum* de la grenouille.

7. Diverses formes de l'*amœba rotatoria* de la grenouille.

8. Aspect de l'*amœba rotatoria* lorsqu'elle est près de mourir. Lorsqu'elle est morte, son cil se détache et continue à se mouvoir pendant quelque temps encore.

9. Hématozoaire du sang du barbeau (*cyprinus barbus*, L.) et globules sanguins.

10. Amibe du sang de l'anodonte (*anodonta cygnea*) à diverses formes de cet hématozoaire. *a.* Groupe de ces mêmes individus.

11. Amibe du liquide écoulé d'une petite incision faite à la peau d'un lombric terrestre (*lumbricus terrestris*).

12, 13, 14, 15. *Infusoires* observés dans du sang putréfié. — **12.** *Vibrio bacillus* et *bacterium* dans le sang putréfié de l'homme.— **13.** *Vibrio baccillus* et *vibrio lineola* dans le sang putréfié du mouton. — **14.** *Vibrio baccillus* dans le sang putréfié de la grenouille. — **15.** *Bacterium* dans le sang putréfié de l'anodonte.

Pl. 1.

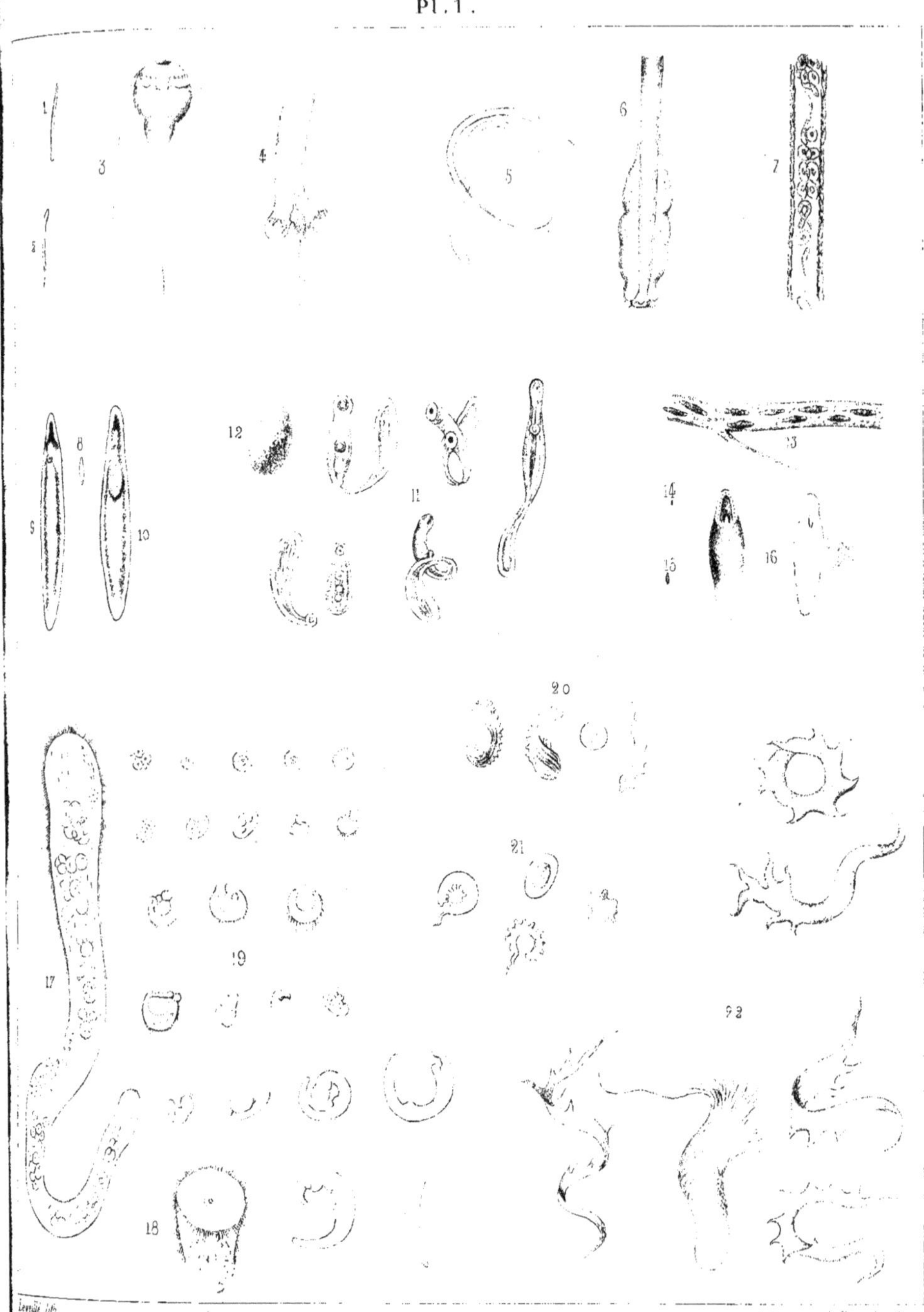

Pl. 2.

1 2 4 a 5 6 7 8 9 a 10 11 12 13 14 15

Chaussat del

www.ingramcontent.com/pod-product-compliance
Lightning Source LLC
LaVergne TN
LVHW050435160826
845677LV00002BA/715

* 9 7 8 2 3 2 9 6 6 8 8 2 6 *